SOCIÉTÉ IMPÉRIALE ET CENTRALE

DE

MÉDECINE VÉTÉRINAIRE.

COMMUNICATION

SUR UNE

MALADIE RÉGNANT CHEZ L'ESPÈCE CHEVALINE

FAITE

DANS LA SÉANCE ORDINAIRE DU 12 AVRIL 1860

Par M. P. CHARLIER,

MEMBRE TITULAIRE.

MESSIEURS,

Vous m'avez demandé de vous donner les symptômes et le traitement de la maladie qui a sévi dernièrement dans l'un des dépôts de la Compagnie impériale des voitures de Paris, et sur la nature de laquelle je ne partage pas l'opinion de mon honorable et savant maître M. le professeur Delafond. Je m'empresse de répondre à votre désir.

Je dois vous dire néanmoins tout d'abord que dans cette maladie, plus que dans aucune autre, c'est une tâche difficile à remplir que de décrire les symptômes pathognomoniques.

Insidieuse dans sa marche, brusque ou lente à se développer, suivant les circonstances, très-variable dans sa fixité, bien qu'au fond toujours la même, on ne peut lui assigner des symptômes univoques.

Ces symptômes peuvent aussi beaucoup varier d'un instant à l'autre, et faire prendre le change au praticien le plus habile sur la nature du mal, s'il n'a pas déjà vu la maladie à toutes ses phases.

Je m'explique :

Je vous ai dit que, pour moi, cette maladie était une *congestion apoplec-tique* ou *irritation hémorrhagique* pouvant faire irruption dans tel ou tel organe, dans un ou plusieurs à la fois.

Ses symptômes sont donc aussi variables que son siége ; elle peut, en outre, marcher avec une telle rapidité que ses prodromes passent inaperçus aux yeux des personnes étrangères à l'art, et que, arrivée presque subitement à sa période hémorrhagique, elle puisse faire croire, par la prompte décomposition du sang épanché dans certaines parties, à une altération putride de ce liquide.

Et qu'on ne croie pas que je confonds ici plusieurs maladies entre elles. Sans doute, celle qui nous occupe pourrait, par ses diverses manifestations. recevoir, et elle reçoit même déjà, des noms différents, bien que son *essence*, *sa véritable nature, soit toujours la même*. Je vais vous en donner la preuve par ce qui s'est passé dans le dépôt même de la Compagnie où elle a sévi.

Plusieurs chevaux succombent en quelques jours entre les mains de mon collègue. Le mal est si violent et si prompt qu'il ne sait pas positivement à quoi il a affaire. Cependant, se rappelant que j'avais eu à combattre une maladie à peu près semblable dans trois dépôts de ma division, affection de laquelle je lui avais parlé, et trouvant à l'autopsie les ganglions mésentériques gorgés d'un sang noir, il croit à une congestion apoplectique de ces organes ; mais, peu ferme dans son opinion, et pour sauver sa responsabilité, il réclame l'assistance de M. Delafond, et, de concert avec lui, décide, d'après une autopsie faite longtemps après la mort, lorsque le sang était déjà tout décomposé par la fermentation putride, que c'est une affection charbonneuse.

Le lendemain, une nouvelle autopsie est faite en présence de M. Leblanc père, et, quoiqu'elle ait lieu dix-huit heures après la mort, celui-ci reconnaît une apoplexie, et prescrit pour les chevaux qui présentent les premiers symptômes du mal la médication déplétive, concurremment avec les révulsifs cutanés.

Dans le même moment, un cheval, considéré par nous tous comme affecté de la même maladie, présente les symptômes manifestes d'une congestion pulmonaire avec hémorrhagie, peu abondante, sans doute, et guérit par l'emploi des révulsifs et des exutoires.

Immédiatement après, 290 chevaux sur les 340 du dépôt, qu'on avait fait émigrer, suivant la prescription de M. Delafond, sont confiés à mes soins pendant une douzaine de jours ; 3 d'entre eux tombent malades, le premier en arrivant dans son nouveau dépôt, le second le lendemain, et enfin le troisième quelques jours après.

Je m'empresse de les saigner largement ; je leur fais faire des frictions sèches et irritantes, appliquer des sinapismes, donner des lavements, des boissons rendues laxatives par du sulfate de soude, mettre à la diète, et par ces simples soins j'obtiens une prompte guérison.

Enfin, lorsque les chevaux sont de retour au dépôt Pigalle, plusieurs d'entre eux sont frappés de la congestion de tout l'appareil vasculaire du train postérieur. Mon collègue, à l'apparition des premiers symptômes, croit encore au développement de la fièvre charbonneuse; mais il ne tarde pas à reconnaître que cette congestion est active, avec paraplégie, et saigne fortement pour triompher du mal.

Dans tous ces divers cas, n'est-il pas hors de doute qu'une même cause. la pléthore sanguine, a agi et qu'elle a produit les mêmes effets, bien que ceux-ci se soient manifestés diversement?

L'examen le plus attentif, le plus minutieux, n'y fait point reconnaître l'existence de la fièvre charbonneuse, pas plus que celle de la pleuro-pneumonie exsudative, de caractère typhique, qui règne en ce moment dans plusieurs de nos dépôts, ainsi que dans Paris; maladies avec altération primitive et essentielle du sang, qu'on ne peut confondre avec les congestions apoplectiques causées par la pléthore.

S'il est impossible d'assigner à cette congestion apoplectique des symptômes constamment les mêmes lorsqu'elle est manifeste, puisque ceux-ci diffèrent suivant les organes qui en sont le siége, il n'en est pas de même des prodromes et des symptômes du début. Ils peuvent être plus ou moins marqués, apparaître plus ou moins brusquement; mais les chevaux qui vont en être affectés, quel que soit l'organe qui doit en être frappé, sont généralement les plus forts mangeurs de l'écurie, les plus robustes, les plus ardents au travail. Ils ont reçu préalablement une nourriture abondante. nutritive, excitante, soit pour les remettre en état, soit par prédilection du cocher et du palefrenier. Leurs crottins sont ordinairement plus moulés, plus foncés en couleur que d'habitude, et coiffés de matières pseudo-membraneuses, de stries sanguines; les urines sont jaunâtres ou rougeâtres, odorantes, le plus souvent peu abondantes et fréquemment expulsées (1). Les muqueuses apparentes sont injectées; les conjonctives sont d'un rouge jaunâtre ou d'un rouge foncé, et infiltrées par suite de la difficulté de la circulation dans les capillaires. La bouche, rouge d'abord et brûlante, est bientôt sèche et pâteuse. L'animal sue facilement, s'essouffle, s'alourdit au travail, devient sourd à la parole, insensible aux coups de fouet, après avoir été, quelques heures auparavant, plus ardent que d'ha-

---

(1) Quand la congestion attaque plus particulièrement les reins et le train postérieur, l'urine est bientôt couleur café, ou remplacée par du sang pur, qui se coagule dans le vase où on le reçoit.

bitude et comme surexcité. Les veines apparentes, gonflées par le sang, se dessinent sous la peau; souvent les ganglions de l'auge, de l'entrée de la poitrine et de l'aine, se tuméfient plus ou moins fortement et sont sensibles à la pression. Le pouls est plein et fort; le cœur bat vigoureusement et avec vivacité. A l'appétit, d'ordinaire vorace, succèdent l'inappétence, l'anorexie. Enfin, presque toujours des coliques sourdes, quelquefois plus violentes, se manifestent.

Si on saigne alors, les jugulaires se gonflent fortement sous la pression des doigts; le sang s'en échappe en jet volumineux et bien arqué, formant mousse à la surface, et se coagule promptement en un caillot rouge foncé, ferme, difficile à déchirer, longtemps même après la saignée; tout, en un mot, annonce un sang abondant et riche, une circulation rapide, une suractivité dans tout le système circulatoire, tous les prodromes d'une maladie grave, franchement aiguë, à marche précipitée.

L'animal, à la suite de cette saignée, éprouve un soulagement immédiat, et la délitescence s'opère généralement à l'aide de soins secondaires.

Quand, au contraire, le mal est abandonné à lui-même, bientôt, suivant les organes attaqués par la congestion hémorrhagique, la violence et la rapidité de celle-ci, des symptômes variés et plus ou moins alarmants se manifestent.

Ainsi, si ce sont les ganglions mésentériques seuls ou concurremment avec la rate ou le foie qui sont plus spécialement le siége de la congestion, les coliques sont peu vives : ce sont des espèces de *coliques sourdes* qui durent souvent plusieurs jours, sans doute à cause du peu de sensibilité du système ganglionnaire lymphatique et chylifère.

L'animal gratte le sol de temps à autre; il est apathique, somnolent, se couche sur le côté sans se rouler, tend les membres, se plaint plus ou moins fort, se relève après un décubitus quelquefois assez prolongé, se campe et fait de vains efforts pour expulser les excréments et l'urine. On dirait que chez lui toutes les sécrétions, ainsi que les excrétions, sont suspendues, et que les efforts qu'il fait sont plutôt pour se débarrasser de quelque chose qui le gêne que pour évacuer les matières fécales ou l'urine. Il y a des paroxysmes dans l'intervalle desquels l'appétit semble revenir un peu quelquefois. Les reins sont ordinairement roides et la corde du flanc tendue.

Si le côlon et le cœcum sont congestionnés en même temps que les ganglions mésentériques, les coliques sont plus vives, plus répétées; si c'est l'intestin grêle, elles sont plus violentes encore, et la maladie marche généralement avec plus de rapidité vers sa terminaison fatale.

Si ce sont les ganglions sous-glossiens, pharyngiens et pré-pectoraux qui sont plus particulièrement attaqués et fortement tuméfiés, il y a compression du larynx, de la trachée, des vaisseaux de l'encolure, des nerfs pneumo-gastriques et de leurs corollaires ; cornage aigu, dilatation considérable des naseaux, agitation des ailes du nez, battements de flanc, dyspnée et symptômes d'asphyxie.

Enfin, si ce sont les poumons, les reins, la moelle épinière, les muscles du train postérieur, les ganglions inguinaux, qui sont congestionnés par le sang, soit isolément, soit concurremment avec les ganglions mésentériques, les symptômes sont encore différents. Je n'entrerai pas dans leur longue énumération : ce serait vouloir vous apprendre ce que vous savez aussi bien que moi.

Après la manifestation de ces divers symptômes arrive la crise hémorrhagique ; mais celle-ci peut aussi présenter bien des différences : elle peut être plus ou moins brusque, plus ou moins forte, s'opérer dans des organes plus ou moins sensibles, plus ou moins importants à la vie, dans les cavités splanchniques, et par conséquent tuer l'animal instantanément, ou provoquer le développement de la gangrène par la séparation des éléments du sang, leur décomposition, leur putréfaction dans les organes ou les cavités où elle a fait irruption, ou seulement donner naissance à une inflammation plus ou moins violente ; elle peut enfin être, dans quelques cas, une crise heureuse et amener la guérison, si elle s'opère dans des organes d'où le sang épanché peut être expulsé au dehors, par les voies intestinales ou urinaires, par exemple, comme je l'ai vu plusieurs fois.

Nous avons tous les jours, Messieurs, dans la pratique, occasion d'observer de pareilles maladies ; elles se sont multipliées plus que d'habitude, en peu de temps, dans l'importante administration à laquelle je suis attaché, voilà tout.

N'avons-nous pas aussi parfois, au moment des chaleurs, plusieurs chevaux de notre cavalerie qui succombent à l'anhématosie dans une seule journée, et qu'on pourrait à plus juste titre supposer être affectés de fièvre charbonneuse, puisque le sang est diffluent et noir, qu'il se putréfie promptement ?

N'avons-nous pas enfin quelquefois des fourbures, lesquelles ne sont qu'une variété des congestions apoplectiques, lorsqu'elles sont graves, en si grand nombre (50, 60, 80 à la fois), qu'on pourrait les considérer comme enzootiques ?

Eh bien ! c'est tout simplement parce que nous avons un effectif considérable de chevaux, et que les mêmes causes agissent sur beaucoup de sujets en même temps.

Après le développement de la crise hémorrhagique, quel qu'en soit le siége, il va sans dire que les émissions sanguines ne peuvent plus que hâter la mort de l'animal, ou retarder beaucoup sa convalescence, en favorisant l'anhémie consécutive, à moins que l'hémorrhagie soit partielle et peu considérable, ou qu'il y ait inflammation subséquente manifeste.

En tout cas, ainsi que je le dirai au traitement, la saignée ne doit plus alors être forte; mieux vaut la réitérer au besoin.

AUTOPSIES COMPARATIVES DE LA CONGESTION APOPLECTIQUE ET DE LA FIÈVRE CHARBONNEUSE, FAITES IMMÉDIATEMENT OU PEU D'HEURES APRÈS LA MORT.

Congestion apoplectique.

Extérieur.—Rien d'anormal dans l'aspect du cadavre. Quelque temps même après la mort, crins et poils bien attachés; point de gonflement œdémateux du corps; point d'infiltration sanguine dans le tissu cellulaire sous-cutané; point de renversement du rectum avec couleur noire et échappement de gaz fétides; quelquefois seulement un peu de sérosité dans le tissu cellulaire entourant les ganglions superficiels congestionnés.

Chairs.— Les chairs, si ce n'est lorsqu'elles sont frappées d'hémorrhagie, conservent leur couleur normale; celles des membres sont quelquefois moins foncées, à cause de l'afflux du sang et de son épanchement hémorrhagique dans les organes intérieurs; elles sont fermes, bien adhérentes aux os, et ceux-ci ne se dépouillent pas de leur pé-

Fièvre charbonneuse.

Extérieur. — Tuméfaction, gonflement considérable du cadavre, violacé aux ars et à la face interne des cuisses; peau tendue comme celle d'un bœuf soufflé à l'abattoir; crins s'arrachant à la moindre traction, et poils se détachant de la peau comme ceux d'un poulain à terme mort depuis plusieurs jours dans le ventre de sa mère; développement excessif de gaz dans la trame celluleuse pendant la vie et immédiatement après la mort, crépitant sous les doigts et s'échappant à l'enlèvement de la peau, en même temps que s'écoule un sang noir, liquide, de toute la surface du corps; infiltration sanguine séro-albumineuse, de couleurs jaune, rouge et noire, s'étendant dans les interstices musculaires et dans la profondeur même des muscles, ce qui leur donne une teinte rouge foncé d'autant plus noire qu'on s'éloigne davantage du moment de la mort.

Chairs.—Elles sont brunes et noires, molles, sans consistance, friables, comme cuites, puantes, et se réduisent presque en hachis lorsqu'on les malaxe avec les doigts. Il y a relâchement du périoste et de toutes les adhérences normales des muscles aux os, aux tendons, aux aponévroses. La graisse est molle, puante, infiltrée d'une sérosité jaune

rioste ; la graisse elle-même a conservé toute sa consistance et ne répand, pas plus que les chairs, de mauvaise odeur.

Sang et organes splanchniques. — Le sang n'est pas partout noir et incoagulé : celui du cœur et des gros vaisseaux internes et externes est semi-coagulé ou tout à fait coagulé ; on en rencontre en gros caillots foncés dans les cavités splanchniques, notamment dans l'abdomen, lesquels caillots semblent s'échapper des organes rupturés par la force hémorrhagique ; on en rencontre encore dans l'épaisseur des muscles et dans leurs interstices ; il présente seulement des caractères de décomposition dans les endroits qui sont le siége de l'hémorrhagie, quand, par la durée de la maladie, il a eu le temps de se putréfier, ou dans les organes qui se sont gangrenés par la violence de l'inflammation concomitante ou consécutive à l'irritation hémorrhagique.

Ainsi, les ganglions, les mésentériques et les sous-lombaires plus particulièrement, le foie, les intestins, les reins, les ovaires et les poumons, sont ou isolément ou simultanément gorgés d'un sang plus ou moins noir, plus ou moins coagulé, suivant que la maladie a été brusque ou lente, que l'autopsie est faite immédiatement ou longtemps après la mort, que le cadavre est resté exposé plus ou moins de temps à la chaleur de l'écurie ou à celle de l'atmosphère, qu'il y a enfin fermentation putride, décomposition cadavérique plus ou moins avancée.

Ces organes sont quelquefois entourés d'une infiltration exsudative verdâtre et parsemée de taches pétéchiales.

Sang et organes splanchniques. — Partout, dans l'économie, le sang est noir, incoagulé, épais, poisseux ; il colore fortement les mains et les corps étrangers en rouge-brun ou rouge-violet foncé ; il se putréfie rapidement et répand une odeur infecte, particulière aux affections charbonneuses. Dans les gros vaisseaux, il reste incoagulé et reflète une teinte noir verdâtre ; il imprègne leurs parois d'une couleur rouge-violet qui résiste au lavage. Le cœur est flasque, mou, pâle et parsemé de taches pétéchiales noires. Les ganglions, gorgés d'un sang noir, sont entourés d'une infiltration séreuse comme dans leur apoplexie sthénique, mais avec cette différence qu'ils s'écrasent plus facilement sous les doigts et répandent une odeur pénétrante. L'épiploon, le péritoine, les mésentères, sont irrégulièrement parsemés de taches pétéchiales, et entre leurs lames mésentériques on trouve des tumeurs charbonneuses de couleur variable. Les intestins, d'un rouge violacé plus ou moins foncé par places, comme dans l'entérorrhagie, mais ayant la muqueuse plus molle, se détachent, se déchirent plus facilement, et se couvrent promptement de vergetures livides, verdâtres ou noirâtres. La rate, constamment molle, triplée, quadruplée de volume et d'étendue, de couleur livide, bleuâtre ou noirâtre, crépite sous la pression des doigts, répand quand on l'incise, comme tout le cadavre, l'odeur puante si prononcée et d'un épanchement de sérosité roussâtre, dans laquelle ils nagent pour ainsi dire, et qui ont quelque analogie avec les infiltrations et les épanchements séreux des fièvres charbonneuses; mais cette infiltration et cet épanchement des congestions sthéniques ne sônt pas, comme ceux des congestions asthéniques, le résultat de la liquéfaction anormale du sang : ils sont dus tout à la fois à l'afflux de ce liquide, à son épanchement hémorrhagique, à la séparation de ses principes constitutifs et à l'inflammation consécutive, comme ceux de toutes les congestions sanguines hémorrhagiques générales ou partielles, spontanées ou traumatiques; des inflammations violentes des organes splanchniques, etc.

Cette infiltration et cet épanchement peuvent encore se produire après la mort, sous l'influence physique de la gravitation, quand on tarde trop à faire l'autopsie.

Le cœur, qui présente parfois des ecchymoses à la face interne des ventricules, dues aux battements *à vide* de la fin de la vie, et tous les autres organes non attaqués, la rate même, qui est loin d'être toujours congestionnée, comme dans les fièvres charbonneuses, conservent leur couleur, leur grosseur et leur consistance normales.

A l'autopsie du cheval, faite en présence de M. Leblanc, la rate ne présentait rien de particulier.

de la fièvre charbonneuse (1). Le foie et les reins, également augmentés de volume par la stase sanguine, sont comme cuits, se déchirent, s'écrasent avec la plus grande facilité, et laissent écouler un sang fluide noirâtre.

(1) Notre savant collègue M. Renault, qui nie ce phénomène, le signale dans l'article du *Dictionnaire* de MM. Bouley et Reynal, t. III, p. 517.

Mais, dira mon éminent contradicteur, le sang trouvé à l'autopsie du cheval que j'ai ouvert, vu au microscope, m'a présenté des bâtons charbonneux; puis des lapins inoculés avec l'ichor gangréneux de la rate et le sang noir du cœur ont succombé au bout de quelques jours.

Je ne puis rien répondre à la première argumentation; j'ai cru moi-même voir les bâtons que M. Delafond cherchait à me faire reconnaître, et je ne sais pas si le sang provenant d'animaux morts de gangrène, ou celui en fermentation putride provenant d'un animal sain, présente ou ne présente pas ce phénomène particulier.

A l'égard des lapins, j'en ai aussi inoculé deux très-vigoureux : l'un avec la sanie gangréneuse du poumon encore chaud d'un cheval mort de pleuro-pneumonie, l'autre avec le sang de la rate de ce même cheval pris immédiatement après, et tous deux ont été victimes de cette inoculation.

Le premier a succombé quelques jours après; le second n'est pas mort, mais il a eu une forte fièvre, une tuméfaction considérable de la cuisse se prolongeant sous l'abdomen, comme le premier, et il n'a dû la vie qu'à des abcès critiques énormes qui se sont ouverts spontanément, ou que j'ai ponctionnés.

M. Reynal, du reste, nous disait, dans la dernière séance, qu'on ne pouvait tirer aucune conséquence des inoculations faites aux lapins; qu'on en avait vu mourir à la suite d'inoculations faites avec le sang d'animaux sains, tandis que d'autres avaient résisté à l'inoculation du sang d'animaux charbonneux.

Nature de la maladie.

Comme je l'ai dit déjà, pour moi, la maladie qui nous occupe est une *congestion apoplectique* plus ou moins brusque, plus ou moins violente, plus ou moins considérable des principaux organes, des organes les plus vasculaires, due à un état pléthorique général, à une trop grande richesse du sang, avec augmentation de l'activité fonctionnelle du système nerveux et circulatoire, excès de vitalité; congestion faisant irruption indifféremment, suivant les causes et les circonstances, dans un ou plusieurs organes à la fois, et comme de préférence dans les organes abdominaux.

Cette congestion peut se terminer par délitescence, comme toutes les congestions; mais elle se termine le plus souvent par une hémorrhagie plus ou moins considérable, avec épanchement de sang soit dans la trame des tissus organiques, soit dans les cavités splanchniques, ou à la surface des muqueuses, quand les organes et leurs vaisseaux se déchirent simultanément par la force hémorrhagique; soit dans le tissu cellulaire sous-cutané et intermusculaire, dans l'épaisseur des muscles, comme il arrive dans la congestion apoplectique du train postérieur, avec paraplégie ou contracture de l'un ou des deux membres pelviens; soit dans les poumons, le tube intestinal ou les organes génito-urinaires.

Si l'hémorrhagie est considérable et s'opère dans des organes importants, elle détermine promptement la mort, que précèdent toujours, dans ce cas, la pâleur des muqueuses apparentes, le brisement des forces musculaires, le refroidissement des membres, l'affaissement du pouls, des sueurs froides, des vertiges, des syncopes, des chutes brusques, involontaires, et de violentes convulsions, assez semblables à celles des bœufs égorgés par les sacrificateurs juifs.

Cette hémorrhagie peut anéantir la vie plus lentement, ou n'amener seulement qu'un état anhémique, si elle est moins forte; elle peut même être suivie d'une prompte guérison, si le sang épanché est expulsé au dehors par les voies naturelles, comme il arrive dans l'entérorrhagie, la métrorrhagie, l'hématurie active, l'hémoptysie, l'épistaxis, etc. J'en ai vu plusieurs exemples.

Elle peut aussi se terminer :

1° Par la gangrène due à la décomposition du sang épanché et des parties envahies par ce liquide, ou à un excès d'irritation et d'inflammation des organes dans lesquels le sang a afflué;

2° Par l'inflammation consécutive des organes frappés, l'organisation pathogénique du sang épanché avec leurs tissus, et par suite la résolution graduelle;

3° Enfin, par la suppuration envahissante déterminant la mort, ou tout simplement l'inflammation phlegmonneuse se cantonnant, s'abcédant, s'enkystant, laquelle, suivant son étendue et l'importance des organes qui en sont le siége, amène des troubles plus ou moins manifestes dans l'économie.

Ces diverses congestions apoplectiques font plus fréquemment irruption dans les organes très-vasculaires que dans ceux qui le sont moins, parce que ceux-là sont plus exposés que ceux-ci aux congestions, par cette loi physiologique que « les parties les plus actives, les plus nourries, dont les « fonctions sont les plus importantes, sont le plus souvent et le plus gra- « vement affectées ».

Causes. — La cause *majeure*, sinon *unique*, de la maladie des chevaux du dépôt Pigalle, réside, à n'en pas douter, dans une alimentation *riche* et *abondante* succédant à la nourriture *insuffisante* de l'année dernière, ainsi qu'à celle moins excitante des éleveurs marchands.

L'usage *récent* et *exclusif* d'avoine de Beauce, donnée sans ménagement dans ce dépôt, de l'aveu même de M. Chevalier, son directeur, connu dans la Compagnie pour être celui qui a le plus à cœur d'avoir des chevaux en parfait état, confirme cette assertion.

De même, lorsque j'ai vu apparaître la maladie, en automne dernier, dans les dépôts de ma division, et notamment dans celui de Grenelle, où elle sévit à l'état enzootique comme à Pigalle, elle avait pour cause manifeste la substitution trop brusque de fourrages nouveaux et d'avoines nouvelles, très-riches en principes excitants, n'ayant pas, comme on dit, *jeté leur feu,* et donnés à des rations plus élevées que précédemment.

De même, lorsque, dans notre Compagnie, nous avons des chevaux boiteux, écloppés, mangeant bien, qu'on laisse dans les rangs avec leur nourriture de travail, bien que ne faisant plus aucune déperdition, nous avons souvent occasion d'observer cette congestion sous ses diverses formes dès qu'ils reprennent leur service.

De même aussi, lorsque j'exerçais dans les campagnes, je voyais ces congestions hémorrhagiques se manifester brusquement chez les chevaux qui, réussissant à se détacher pendant la nuit, allaient au coffre à avoine en manger à satiété, et chez ceux qu'on croyait préparer à un travail plus actif en leur donnant tout à coup de très-fortes rations de cette nourriture.

C'est ainsi, enfin, qu'on les voit encore apparaître, chez les chevaux, à la suite de maladies qui les ont fait maigrir, lorsqu'ils reprennent trop vite de l'état et font trop de sang pour la capacité de leurs vaisseaux, rétrécis par la médication déplétive et une diète prolongée.

Si, cette année, elles se sont présentées plus souvent et sur une plus grande échelle, c'est, à coup sûr, à cause de la sécheresse de l'été, qui nous a donné des fourrages et des avoines qui contiennent sous un même poids beaucoup plus de matériaux nutritifs et excitants que dans les années ordinaires de notre climat.

Contagion. — Ainsi que l'a déjà constaté M. H. Bouley dans la dernière séance, cette maladie n'est pas contagieuse. Nous en avons la preuve irréfutable dans le dépôt Pigalle même.

Les quatre chevaux morts à l'infirmerie, après avoir été malades dans les rangs, n'ont point communiqué la maladie à leurs voisins, pas plus que ceux traités pour la même affection au milieu des chevaux d'infirmerie, non-seulement à Pigalle, mais dans tous les dépôts où nous avons eu à la combattre.

La jument qui fait mon service a séjourné plus d'une fois, et longtemps à la fois, au milieu de ces malades, a barboté et mangé avec eux sans qu'il en soit rien résulté.

Traitement.

Ce que je viens de dire des symptômes, des lésions, de la nature et des causes de cette maladie, vous indique tout naturellement, Messieurs, le traitement que j'emploie pour la combattre.

Ainsi, dès le début, dès les premiers prodromes, c'est-à-dire avant que le mal soit fixé, une large et abondante saignée, proportionnée toutefois à l'énergie des sujets et à leur état pléthorique, que je réitère au besoin.

Puis des frictions sèches et irritantes, des sinapismes, pour appeler le sang à l'extérieur et déterminer une irritation sécrétoire qui détourne et remplace l'irritation hémorrhagique; la diète, des boissons rendues laxatives ou diurétiques par le sulfate de soude et le nitrate de potasse, des lavements, de petites promenades au pas; en un mot, tout ce qui constitue la médication déplétive, débilitante et révulsive.

Quand je m'aperçois que le rectum et la vessie sont dans un état de plénitude et que les efforts expulsifs sont sans résultat, j'extrais avec précaution les crottins accumulés dans le rectum, s'il y en a, et fais uriner au moyen de la sonde.

Ordinairement cette simple médication, employée à temps, diminue la pléthore, arrête la congestion et amène promptement la délitescence.

Mais, trop souvent, la maladie marche avec tant de rapidité que le vétérinaire n'est appelé que quand la crise hémorrhagique est arrivée, et que l'inflammation qui l'accompagne, ou qui la suit dans certains cas, a déjà fait de grands et redoutables progrès.

Ces deux états, suivant les organes affectés, l'abondance du sang épanché et la violence de l'inflammation, se manifestent, comme je l'ai dit, par des symptômes différents. Il faut chercher à les saisir pour bien discerner les *diverses modifications* de la maladie, ses *diverses transformations*, et lui appliquer le traitement qui lui est propre : car, lorsqu'elle en est là, il devient souvent dangereux, j'en conviens, de saigner, copieusement surtout, puisque la saignée produit une hémorrhagie externe, traumatique si vous voulez, qui accélère la mort.

Si on juge encore à propos d'employer la médication déplétive, on ne doit plus le faire qu'avec une extrême prudence, l'accompagner toujours ou la faire suivre de la médication révulsive, exutoire, et quelquefois même combiner ces moyens avec les antiseptiques, les toniques et le régime analeptique, pour prévenir l'anhémie consécutive et la terminaison gangréneuse.

Malheureusement le traitement de la maladie arrivée à cette période, quel qu'il soit, est rarement suivi de succès. Il faut donc s'attacher principalement au traitement du début, ainsi qu'au traitement préventif. J'ai fait connaître le premier; voici le second :

Diminuer tout d'abord le travail et la nourriture, dès qu'on aura à craindre l'apparition du mal; ne plus donner de fourrages nouveaux, d'avoine nouvelle, d'aliments aussi nourrissants, à moins qu'on y soit forcé; les donner alors avec le plus grand ménagement, et rafraîchir en même temps les chevaux avec de l'eau blanche nitrée, des carottes, etc.;

Bien aérer les écuries, en évitant toutefois les courants d'air, pour ne point faire refluer le sang vers les organes intérieurs; et si l'on est obligé de faire stationner les chevaux sur la voie publique ou dans les champs, les couvrir, pour peu qu'il fasse froid, aussitôt qu'ils sont au repos, car il est de remarque que le froid vif détermine promptement la maladie chez les animaux qui y sont prédisposés;

Faire de bons pansements, des frictions sèches, pour rappeler le sang à la peau;

Donner quelques lavements aux chevaux qui sont échauffés;

Enfin, pratiquer une saignée préventive aux jeunes chevaux, aux plus vigoureux, à tous ceux, en un mot, qui paraissent être dans un état pléthorique.

De l'application bien entendue de ce traitement préventif, dès que les propriétaires, les chefs d'établissement, les cochers, les palefreniers même, s'apercevront de quelque changement dans les habitudes des chevaux, résultera certainement la cessation de la maladie, qu'on pourrait éviter bien souvent, si ce n'est toujours, en ne faisant jamais passer brusquement les chevaux d'une nourriture parcimonieuse, ou peu succulente, à une alimentation plus abondante et plus riche en principes nutritifs ou excitants.

Paris. — Typographie de RENOU ET MAULDE, rue de Rivoli, n° 144.